NOTICE

SUR

LE CHOLERA-MORBUS.

NOTICE

SUR

LE CHOLERA-MORBUS,

PAR LE DOCTEUR ÉDOUARD PETIT,

CHEVALIER DE LA LÉGION D'HONNEUR,

Médecin des Épidémies pour la sous-préfecture de Corbeil;
Médecin et Administrateur honoraire de l'hospice; Associé correspondant
de l'Académie royale de médecine;
de l'Académie de Dijon; de la Société médicale d'Emulation de Paris, etc.

Se vend au profit de l'Hospice de Corbeil.

Prix 50 cent.

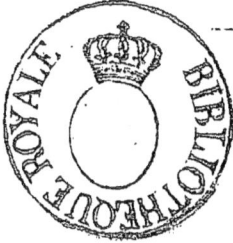

A PARIS,

CHEZ ALEXANDRE MESNIER, LIBRAIRE,

PLACE DE LA BOURSE.

ET A CORBEIL, CHEZ LES SOEURS DE L'HOSPICE.

27 AOUT 1831.

NOTICE

SUR LE CHOLERA - MORBUS.

Le cholera-morbus est une maladie épidémique non contagieuse. Il n'y a pas d'année où un médecin un peu occupé n'ait l'occasion d'en observer quelques-uns. Il est plus fréquent dans l'été et dans l'automne qu'en tout autre temps, surtout lorsque ces deux saisons sont très chaudes. Dans ces contrées il est rare que l'on ne guérisse pas du cholera-morbus.

Si nous sommes voués à subir celui qui fait tant de ravages dans le Nord, nous avons lieu d'espérer néanmoins qu'il ne nous atteindra que dans une saison ou son influence sera moins dangereuse; et, prévenus comme nous le sommes, veillant sans cesse aux soins de propreté, à la régularité du régime et prenant en outre toutes les précautions que nous allons indiquer nous en atténuerons sans doute les fâcheux résultats.

Le cholera vient des Indes; les îles et principalement celle de Java paraissent en être le berceau; des médecins qui ont observé son invasion et son développement pensent qu'il apparaît toujours après les tremblemens de terre qui ont lieu dans ces contrées où il existe presque continuellement.

Il s'est déjà propagé sur les différentes parties du

globe, souvent il s'étend jusqu'en Asie, rarement il gagne l'Europe.

L'Epidémie qui règne en ce moment est une de celles qui ont envahi le plus de territoire. Il suit en général la direction des côtes et le cours des fleuves.

Il est à remarquer que deux fois il a traversé la Perse sans se montrer à Ispahan, où les mesures les plus sévères ont été prises. Cependant il est arrivé à Pétersbourg et là aussi toutes les mesures ont été employées.

Cette épidémie est partie de Java en 1817 et n'a pas cessé depuis cette époque de se répandre sur une grande étendue du globe.

Cette maladie, plus que toute autre, réclame les soins immédiats des médecins, car dans le début il peut y avoir incertitude sur l'application de la saignée, des sangsues ou des vomitifs : moyens cependant desquels il faut être avare et sur lesquels le médecin seul peut prononcer.

Mais la maladie peut prendre une marche rapide; on peut se trouver éloigné de médecin et j'indique ici les moyens qu'il est permis de mettre en usage en attendant les secours de l'art. D'ailleurs, les moyens préservatifs dépendant du régime et de la purification de l'air, ils sont du ressort de tout le monde, chacun doit les connaître et concourir à en répandre la connaissance.

La peur peut être considérée comme une des causes prédisposantes les plus puissantes.

Si la réflexion nous faisait reconnaître que les divers récits qui nous sont parvenus sur ce fléau sont évidemment exagérés, la peur aurait moins d'empire, et l'action débilitante de cette première cause serait nécessairement affaiblie.

Si d'un autre côté les uns mettaient réellement leur confiance dans la providence, si les autres se résignaient au destin d'un sort inévitable, cette confiance ou cette résignation seraient encore des moyens puissans de combattre cette cause puissante. Si en outre, chacun était animé d'un grand dévoûment à l'humanité, enflammé d'un zèle ardent pour servir sa cause, si tous multipliaient leurs efforts pour se rendre de mutuels services, des soins empressés, alors la multiplicité des précautions, l'application régulière, méthodique et continuelle des mesures sanitaires indiquées par les polices médicales s'exécuteraient promptement. Alors ce zèle en action soutiendrait le courage et préserverait un plus grand nombre d'individus.

N'avons-nous pas une quantité d'exemples de l'heureuse influence de ces dispositions particulières, chez les sœurs des hospices, les administrateurs, les médecins, et chez toutes les personnes dévouées au service des malades?

La résignation, le courage, et le dévoûment à l'humanité sont donc les premiers et les plus sûrs préservatifs.

La propreté, le soin des personnes et des habitations, le nettoyage des rues et carrefours doivent être surveillés avec attention.

Il n'est personne, si pauvre qu'il soit, qui ne puisse trouver de l'eau et s'en servir au moins deux fois par jour. Il faut dans ces circonstances changer de linge et de vêtemens aussi souvent que l'on peut.

Les appartemens doivent êtres nettoyés, aérés, lavés;

Les lieux publics surtout doivent être l'objet de la surveillance continuelle des administrateurs. Dans les chaleurs ils doivent exiger les arrosages des rues. Dans les autres temps: l'enlèvement des boues, et, dans les petites

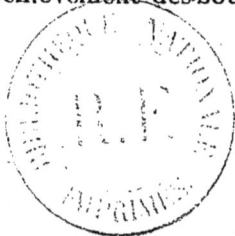

localités ils ne doivent pas souffrir les entassemens
d'immondices sur la voie publique; ils doivent même exiger
des particuliers qui font des amas d'immondices qu'ils ne
les laissent pas séjourner dans des cours étroites et peu
aérées où ils deviennent le dépôt de tout le voisinage et
de véritables foyers d'infection pour bien des gens qui
ne s'en doutent pas.

Un des meilleurs moyens d'assainir l'air est la com-
bustion de bois bien sec, qui puisse brûler rapidement, et
remplir ainsi ce double but d'être un ventilateur et un
destructeur des miasmes délétères, que l'air peut contenir
en suspension.

A l'usage de ces feux il est convenable d'ajouter pour
les casernes, les hopitaux et les grandes maisons, l'usage
des fumigations acides selon la méthode de *Guiton-
Morvau* ou de *Smith*. On doit employer le chlore, selon la
méthode de *Labarraque*.

La préférence doit être donnée aux fumigations acides.
Elles sont plus fortes, attaquent plus vivement les délétères contenus dans l'air. Il est cependant bon de pré-
venir que, selon leur degré, elles sont suceptibles d'attaquer
les métaux qui sont dans les appartemens et de les oxider.

Il faut observer aussi que, faites à trop hautes doses,
avec trop de promptitude, elles déterminent promptement
la toux et qu'alors, dans les chambres des malades surtout,
il faut en modérer les doses. (1)

La sobriété, la régularité dans le régime, le choix des
alimens sont les premières choses à recommander. Les
repas doivent être réguliers, composés de viandes fraîches

_____

(1) Plus loin sont les diverses recettes de ces fumigations.

bouillies ou rôties, de quelques légumes frais, de pois-
sons, de fruits cuits.

On doit boire constamment de l'eau passée au filtre
de charbon, couper son vin, se permettant à chaque
repas un petit verre de vin pur. Il faut éviter les mets
excitans de trop haut goût. Les viandes faisandées, les
ragouts, les crudités, et tous les alimens flatulans, comme la pâtisserie en général.

Les changemens brusques de température, l'exposi-
tion prolongée à la rosée et au serein, le sommeil sur
le sol, doivent être évités, ainsi que toute fatigue exces-
sive ou tout autre abus des forces ; et si quelque circon-
stance force à négliger ces précautions, il faut avoir soin
de changer de linge et de compenser par du repos l'ex-
cès du travail.

L'invasion de cette maladie est le plus souvent subite.
Elle commence ordinairement pendant la nuit, par une
douleur toute particulière entre l'estomac et l'ombilic ;
cette douleur est promptement suivie d'évacuations ex-
cessives par haut et par bas, de sensations d'affaissement
et de vide dans le ventre.

Lorsque les évacuations se prolongent, les matières
deviennent blanchâtres comme de l'amidon ou de l'eau
de riz, sans mélange de bile. Le vomissement diminue
avec les progrès de la maladie et n'augmente pas avec
l'intensité du mal. L'abattement devient extrême ; le teint
devient pâle, bleuâtre ; les yeux sont caves, cernés ; la
peau s'affaisse sur les os. L'extrémité du nez et des lèvres
doivent prendre une teinte bleue, la voix s'affaiblit, la
peau se refroidit malgré la chaleur considérable que le
malade ressent au dedans. Il survient parfois une sueur
visqueuse et toutes les excrétions se suppriment. On a

vu quelquefois le cours ordinaire des urines suspendu pendant cinquante heures.

La soif est vive, inextinguible. Chez quelques-uns, elle cesse tout-à-fait; la langue reste humide et blanchâtre; le pouls s'affaiblit beaucoup après les vomissemens. Chez le plus grand nombre la mort arrive sans trouble dans les facultés intellectuelles, mais chez les malades vigoureux il survient des crampes et des spasmes violens dans les extrémités; si la terminaison n'est pas funeste la faiblesse dure plusieurs jours.

Ce n'est pas ici le lieu d'examiner plus amplement les symptômes du choléra, de discuter sur sa nature, ni d'étudier et commenter les désordres que l'on remarque à sa suite.

Pour nous, c'est un empoisonnement miasmiatique, et c'est d'après cette opinion que nous écrivons.

Aux premiers symptômes de la maladie, aux envies de vomir, aux vomissemens, aux malaises, aux refroidissemens qui se manifestent, il faut donner aux malades pour boissons :

1° De la limonade cuite légère ;

2° De l'eau de Seltz ;

3° Une infusion légère de camomille romaine ;

4° De l'eau de riz.

Il faut poser sur les pieds des sinapismes de la manière suivante : on mettra un sinapisme sur un coudepied. Deux heures après un nouveau sinapisme sur l'autre coudepied; deux heures après, sur un gras de jambe; deux après sur l'autre gras de jambe, enfin sur les genoux, les cuisses, aussi de deux heures en deux heures, jusqu'à la diminution ou la cessation des accidens.

On administrera l'anti-émétique de Rivière de la manière suivante : on aura dans de petites poudrières des doses de douze à quinze ou vingt grains de carbonate de potasse, selon les âges ; on les administrera dans une cuillerée d'eau sucrée, et au même moment, immédiatement après on fera prendre une à deux cuillerées de limonade très forte. Ce remède peut d'abord être répété toutes les demi-heures : on en éloigne les doses selon que les accidens diminuent.

Si les cinq à six premières doses ne modèrent pas les accidens, on ajoutera sur chaque cuillerée de limonade deux gouttes, quatre gouttes et même six gouttes de laudanum de Sydenham, selon la violence des accidens.

Pour les personnes peu habituées à administrer ces médicamens, il vaut encore mieux faire préparer chez le pharmacien, une potion avec le suc d'un citron, de l'eau de laitue, de menthe, du sirop de sucre ; de chaque une once et demie ; de laudanum de Sydenham vingt-quatre gouttes ; le tout mêlé et donné par cuillerée. Une seule cuillerée après chaque dose de carbonate de potasse.

Il ne faut pas penser que le laudanum soit la seule préparation d'opium dont on puisse ou doive se servir ; les gouttes de Rousseau, les gouttes noires anglaises, l'extrait d'opium, la thériaque, sont les principales préparations ; mais, nous indiquons le laudanum comme la préparation qui se conserve le mieux et peut le plus facilement être administrée par tout le monde.

Pendant ce temps, le ventre sera couvert avec des fomentations faites avec des flanelles imbibées dans une décoction d'absinthe et de têtes de pavots : une petite poignée d'absinthe et deux fortes têtes de pavots pour une pinte d'eau, sont les proportions de cette décoction. Si les vomissemens persistent, il faut appliquer un ou plusieurs vésicatoires volans sur l'épigastre, les seconds ne doivent être posés que quatre heures après l'application des premiers.

Il est recommandé de frotter les tempes, les poignets, les membres, avec des flanelles sèches, avec de l'alcohol camphré, et, si l'odeur du camphre incommode, avec de l'éther sulfurique ou acétique.

S'il existe des évacuations trop fréquentes, on doit employer les lavemens avec la solution d'amidon avec addition de laudanum. Huit à douze gouttes dans chaque demi-lavement sont nécessaires, la dose doit varier selon les âges.

Ces conseils écrits d'après la connaissance du choléra-morbus que nous avons observé pendant une longue pratique, écrits après avoir consulté les récits les plus circonstanciés que nous ayons pu nous procurer sur cette maladie, ne peuvent suppléer à la présence du médecin lorsque la maladie se développe.

Mais les précautions hygiéniques que nous indiquons, les fumigations désinfectantes que nous rappelons à la mémoire de tous, peuvent facilement être exécutées par tout le monde, c'est ce qui nous détermine à les publier.

FUMIGATIONS GUITONNIENNES.

L'application du chlore comme moyen de désinfection est fondée sur l'action énergique que ce corps exerce sur les matières organiques.

PREMIER PROCÉDÉ.

Prenez cent grammes d'acide hydrochlorique, trente grammes d'oxide de manganèse (ou péroxide de manga-

nèse) en poudre, placez l'oxide dans une terrine, mouil-
lez-le avec l'acide, remuez de temps en temps et posez
sur un feu doux.

DEUXIÈME PROCÉDÉ.

Les fumigations se préparent avec le muriate de soude
(chlorure de soude), l'oxide de manganèse et l'acide sulfurique; les proportions ordinaires de ces substances sont
quinze parties de sel, cinq d'oxide et douze d'acide; mais
lorsqu'on acquiert l'habitude de les pratiquer on règle
avec facilité et approximativement ces proportions selon
le résultat que l'on veut obtenir.

Ainsi on met dans un vase de terre vernissé, une dose
de sel avec de l'oxide de manganèse, on verse dessus le
mélange et graduellement quelques gouttes d'acide sulfurique et l'on obtient promptement le dégagement du
chlore.

On peut rendre l'évaporation plus prompte et plus
forte en plaçant le vase sur un réchaud rempli de charbon ou de braise allumée.

Voici les proportions des substances pour une salle de
treize mètres de longueur sur dix mètres cinq décimètres
de large (42 pieds sur 20). Ces proportions sont pour une
salle complètement évacuée, que l'on doit laisser fermée
pendant douze heures. Ainsi elles doivent être beaucoup
plus faibles pour une salle habitée, et varier selon l'espace
de la localité que l'on veut fumiger.

Muriate de soude........... 30 décagr. — 10 onces.
Oxide de manganèse...... 6 décagr. — 2 onces.
Acide sulfurique........... 18 décagr. — 6 onces.
Eau............................. 12 décagr. — 4 onces.

Les pharmaciens préparent des flacons contenant des mélanges propres à désinfecter les appartemens. Ces flacons sont couverts d'un petit disque en cristal, renfermés dans des flacons en bois, et fermés au moyen d'une vis de pression qui permet au gaz de s'échapper avec plus ou moins de facilité.

TROISIÈME PROCÉDÉ.

FUMIGATIONS DE SMITH.

On peut les pratiquer comme les fumigations guitonniennes en remplaçant le muriate de soude par le nitrate de potasse. Elles demandent à être faites moins en grand, il faut mieux multiplier les capsules pour laisser les vapeurs rouges.

Les proportions pour une chambre de trente-cinq mètres enclos (mille pieds enclos de capacité) trois cent vingt-cinq centimètres, (dix pieds), sur chaque dimension sont de quinze parties de nitrate de potasse et autant d'acide sulfurique.

QUATRIÈME PROCÉDÉ.

Chlorure de chaux ou liqueur de *Labarraque*.

Du chlore de chaux est très facile à employer. Lorsque les médecins ou pharmaciens l'emploient pour de grandes désinfections, la modicité du prix de cette substance la livre, fait qu'ils en usent largement; mais dans les appartemens, il suffit d'en mettre deux onces dans une assiette, de verser dessus de temps en temps quelques cuillerées d'eau un peu vinaigrée, on obtient une évaporation suffisante. Ensuite on peut ajouter un peu plus d'eau, et avec cette eau laver les vases et le pourtour des appartemens que l'on veut désinfecter. La liqueur de *Labarraque* s'emploie pure ou étendue d'eau, de la même manière que le chlorure de chaux. Cette liqueur qui pèse 7, au pèse-acide, ne décolore que 16 de la liqueur d'épreuve de *Gay-Lussac*, tandis que l'hydrochlorure de chaux qui pèse 1, décolore 20, et par conséquent contient une plus grande quantité de chlore.

C'est au chlorite de soude que la liqueur de *Labarraque* doit toute sa propriété désinfectante, et on devrait toujours s'en servir étendue d'eau pour laver les chambres des malades.

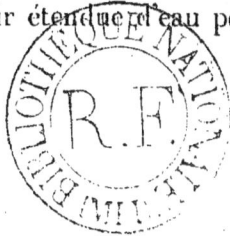

IMPRIMÉ CHEZ PAUL RENOUARD,
RUE GARENCIÈRE, N° 5.

www.ingramcontent.com/pod-product-compliance
Lightning Source LLC
Chambersburg PA
CBHW050423210326
41520CB00020B/6716